101 Recetas de Jugos Y Comidas Para El Cáncer Testicular:

La Solución AL Cáncer Testicular Usando Comidas Ricas En Vitaminas

Por

Joe Correa CSN

DERECHOS DE AUTOR

Esta publicación está diseñada para proveer información precisa y autoritaria respecto al tema en cuestión. Es vendido con el entendimiento de que ni el autor ni el editor están envueltos en brindar consejo médico. Si éste fuese necesario, consultar con un doctor. Este libro es considerado una guía y no debería ser utilizado en ninguna forma perjudicial para su salud. Consulte con un médico antes de iniciar este plan nutricional para asegurarse que sea correcto para usted.

RECONOCIMIENTOS

Este libro está dedicado a mis amigos y familiares que han tenido una leve o grave enfermedad, para que puedan encontrar una solución y hacer los cambios necesarios en su vida.

101 Recetas de Jugos Y Comidas Para El Cáncer Testicular:

La Solución AL Cáncer Testicular Usando Comidas Ricas En Vitaminas

Por

Joe Correa CSN

CONTENIDOS

ACERCA DEL AUTOR

Luego de años de investigación, honestamente creo en los efectos positivos que una nutrición apropiada puede tener en el cuerpo y la mente. Mi conocimiento y experiencia me han ayudado a vivir más saludablemente a lo largo de los años y los cuales he compartido con familia y amigos. Cuanto más sepa acerca de comer y beber saludable, más pronto querrá cambiar su vida y sus hábitos alimenticios.

La nutrición es una parte clave en el proceso de estar saludable y vivir más, así que empiece ahora. El primer paso es el más importante y el más significativo.

INTRODUCCION

101 Recetas de Jugos Y Comidas Para El Cáncer Testicular: La Solución AL Cáncer Testicular Usando Comidas Ricas En Vitaminas

Por Joe Correa CSN

Más del 90% de los casos de cáncer testicular son totalmente curables. Un estilo de vida saludable y prevención temprana son factores cruciales en el tratamiento de casi todas las enfermedades. Y cuando hablamos de un estilo de vida saludable, una balanceada y nutritiva dieta es lo primero que debería ser discutido.

Debe entender que su cuerpo es una máquina poderosa con una gran capacidad para curarse a sí mismo, razón por la cual debería darle las herramientas apropiadas mediante una nutrición apropiada. Las recetas en este libro están basadas en ingredientes conocidos por sus propiedades antiinflamatorias y anti-bacteriales.

Las frutas y vegetales son conocidas como las comidas más saludables en el mundo. Son la herramienta perfecta para prevenir casi todas las enfermedades. Estudios recientes en Italia mostraron que personas que comen siete porciones de tomate por semana, tienen 60% menos chance de contraer cáncer que aquellos con solo dos porciones.

Este libro incluye recetas de jugos y comidas que contienen todas las súper comidas necesarias para prevenir el cáncer testicular y mejorar su salud general. Pruebe todas y vea cual le gusta más.

101 RECETAS DE JUGOS Y COMIDAS PARA EL CÁNCER TESTICULAR: LA SOLUCIÓN AL CÁNCER TESTICULAR USANDO COMIDAS RICAS EN VITAMINAS

COMIDAS

1.   Magdalenas de Frutilla

Ingredientes:

6 onzas de frutillas, por la mitad

2 tazas de harina común

3 cucharadita de polvo de hornear

1 cucharada de azúcar negra

2 huevos grandes

1 taza de leche descremada

1 banana mediana, en rodajas

6 cucharadas de queso crema

¼ cucharadita de sal

Preparación:

Precalentar el horno a 400°F.

Combinar la harina, polvo de hornear y azúcar. En un tazón, batir los huevos, leche y banana. Añadir a los ingredientes secos, revolviendo.

Engrasar el molde para magdalenas y añadir la mezcla. Cubrir con una cucharada de queso crema y poner en el horno.

Hornear por 25 minutos y remover del fuego. Dejar reposar un rato.

Información nutricional por porción: Kcal: 112, Proteínas: 4.2g, Carbohidratos: 19.7g, Grasas: 1.4g

## 2.	Anillos de Calabacín Fritos Al Horno

Ingredientes:

2 calabacín mediano, en anillos

1 cucharada de orégano seco, molido

1 cucharada de comino, molido

2 cucharadas de aceite de oliva

Preparación:

Precalentar el horno a 400° F.

Cortar el calabacín en anillos y esparcir en una fuente de hornear. Espolvorear con orégano y comino a gusto. Rociar con aceite de oliva y poner en el horno.

Hornear por 15 minutos.

Servir con salsa de tomate u otro condimento que le guste.

Información nutricional por porción: Kcal: 20, Proteínas: 1.2g, Carbohidratos: 3.6g, Grasas:2.2g

3.   Batido de Arándanos y Banana

Ingredientes:

1 taza de leche descremada

¼ taza de arándanos congelados

1 banana grande, en rodajas

2 cucharadas de linaza

Preparación:

Combinar todos los ingredientes en una licuadora. Pulsar por 2 minutos o hasta que esté suave. Transferir a vasos y refrigerar por 30 minutos antes de servir.

Información nutricional por porción: Kcal: 290, Proteínas: 11.3g, Carbohidratos: 48.5g, Grasas: 8.2g

4.   Salmón con Albahaca

Ingredientes:

1 libra de filetes de salmón, sin piel ni hueso

12 onzas de brócoli

12 onzas de zanahorias bebe, enteras

1 limón, pelado y en gajos

8 dientes de ajo, aplastado

1 cucharadita de sal

2 cucharadas de albahaca fresca, picado fino

5 cucharadas de aceite de oliva

Preparación:

Combinar el ajo, albahaca, sal y pimienta en una licuadora. Agregar el aceite gradualmente y pulsar por 10 segundos cada vez. Transferir la mezcla a un tazón. Dejar a un lado.

Poner las zanahorias en una olla profunda de agua hirviendo. Cocinar por 5 minutos y luego añadir el brócoli. Cocinar por 3 minutos más y remover del fuego. Transferir a un plato. Sazonar con sal y pimienta a gusto.

Precalentar 1 cucharada de aceite en una sartén grande a fuego medio/alto. Poner la carne y sazonar con sal y pimienta. Cocinar por 3-4 minutos de los dos lados. Remover del fuego y transferir al plato.

Rociar la carne con salsa de ajo y servir con vegetales y gajos de limón.

Información nutricional por porción: Kcal: 620, Proteínas: 46.3g, Carbohidratos: 4.5g, Grasas: 47.5g

5.   Ensalada de Naranja y Alcaparras

Ingredientes:

8 naranjas, peladas y trozadas

2 cucharadas de alcaparras, picadas fino

1 taza de Lechuga romana, trozada

1 diente de ajo, molido

2 cucharadas de jugo de limón

2 cucharadas de aceite de oliva

1 cucharada de perejil fresco, picado fino

1 cucharada de mostaza Dijon

Preparación:

Combinar el ajo, mostaza, aceite y jugo de limón en un tazón pequeño. Batir bien para combinar. Dejar a un lado.

Poner las naranjas en un tazón de ensalada grande. Agregar el perejil y alcaparras, y revolver bien. Verter el aderezo previamente preparado sobre las naranjas y mezclar. Alinear hojas de lechuga sobre un plato y verter la mezcla encima.

Servir inmediatamente.

Información nutricional por porción: Kcal: 397, Proteínas: 7.6g, Carbohidratos: 88.4g, Grasas: 1.8g

6.   Tomates Rellenos

Ingredientes:

4 tomates grandes, enteras

1 taza de Queso mozzarella, desmenuzado

½ taza de cebolla, picado fino

10 espinacas, picado fino

2 cucharadas de queso parmesano, rallado

1 cucharada de perejil fresco, picado fino

2 cucharadas de aceite de oliva

½ cucharadita de sal

¼ cucharadita de pimienta negra, molida

Preparación:

Precalentar el horno a 400°F.

Poner la espinaca en una olla de agua hirviendo. Cocinar por 1 minuto y remover del fuego. Colar bien y dejar a un lado.

Remover la pulpa de los tomates y reservarla. Quita las semillas y picar en un tazón grande. Añadir la espinaca, mozzarella, parmesano, sal y pimienta.

Verter la mezcla dentro de los tomates y ponerlos en una fuente de hornear previamente engrasada. Hornear por 5 minutos y remover del fuego.

¡Disfrute!

Información nutricional por porción: Kcal: 159, Proteínas: 14.5g, Carbohidratos: 12.9g, Grasas: 10.8g

7.   Avena con Calabaza

Ingredientes:

2 tazas de avena, de cocción rápida

3 tazas de leche descremada

½ taza de calabaza, en lata

½ cucharadita de canela

¼ taza de pasas de uva

1 cucharada de semillas de chía

Preparación:

Poner la avena en un tazón. Añadir la leche y llevar a un microondas por 3 minutos.

Remover del microondas y agregar la calabaza y semillas de chía. Revolver bien para combinar y calentar 40 segundos extra.

Cubrir con pasas de uva y servir.

Información nutricional por porción: Kcal: 272, Proteínas: 14.4g, Carbohidratos: 47.5g, Grasas: 3.6g

8.   Ensalada de Cereza y Pepino Balsámico

Ingredientes:

1 taza de pepino, en rodajas

1 taza de arándanos frescos

1 taza de cebolla colorada, en rodajas

½ taza de almendras tostadas, trozado

1 taza de quínoa blanca

3 cucharadas de vinagre balsámico

1 cucharada de miel

1 cucharada de aceite de oliva

Preparación:

Poner la quínoa en una olla mediana con agua hirviendo. Reducir el fuego y cubrir con una tapa. Cocinar por 10 a 15 minutos. Colar y transferir a un tazón de ensalada. Dejar a un lado.

Combinar el vinagre, miel y aceite de oliva en un tazón pequeño. Batir para combinar y mezclar con la quínoa.

Agregar arándanos, pepino y cebolla colorada. Rociar con almendras tostadas y servir.

Información nutricional por porción: Kcal: 171, Proteínas: 5.5g, Carbohidratos: 30.4g, Grasas: 5.3g

9. Chuletas de Cordero en Salsa de Ajo

Ingredientes:

1 libra de chuletas de cordero

2 libras de frijoles verdes

2 cucharadas de ajo, molido

2 cucharadas de perejil fresco y molido

5 cucharadas de aceite de oliva

1 cucharadita de pimienta roja, aplastado

2 cucharadas de romero fresco y molido

½ cucharadita de sal

Preparación:

Poner los frijoles en una olla mediana de agua hirviendo. Agregar una cucharadita de sal y tapar. Reducir el fuego al mínimo y cocinar por 15 minutos, o hasta que ablanden. Colar y transferir a un tazón. Sazonar con sal y pimienta, y rociar con 2 cucharadas de aceite de oliva. Revolver bien y dejar a un lado.

Combinar el ajo, perejil, romero, pimienta roja y 2 cucharadas de aceite de oliva en un tazón pequeño. Esparcir la mezcla sobre las chuletas de cordero.

Calentar 1 cucharada de aceite de oliva en una sartén a fuego medio/alto. Poner las chuletas y cocinar por 4-5 minutos de cada lado. Transferir la carne a un plato.

Servir con frijoles verdes, y puede agregar más vegetales si quiere.

Información nutricional por porción: Kcal: 192, Proteínas: 27.4g, Carbohidratos: 55.3g, Grasas: 13.7g

10. Sopa de Tomate y Garbanzos

Ingredientes:

8 onzas de tomates, en lata

1o onzas de garbanzos, pre cocidos

5 tazas de caldo de pollo

1 cebolla mediana, en rodajas

1 cucharada de perejil fresco, picado fino

½ taza de arroz blanco, sin cocinar

2 dientes de ajo, molido

1 cucharadita de aceite vegetal

½ cucharadita de sal

¼ cucharadita de pimienta negra, molida

Preparación:

Calentar el aceite en una sartén grande a fuego medio/alto. Añadir las cebollas y freír hasta que trasluzcan. Agregar los tomates, ajo y romero. Cocinar hasta que los jugos se evaporen.

Añadir el arroz y caldo. Hervir y reducir el fuego al mínimo. Tapar y cocinar por 10 a 15 minutos.

Agregar los garbanzos y revolver. Continuar cocinando por otros 5 minutos, remover del fuego y añadir el perejil.

Servir caliente.

Información nutricional por porción: Kcal: 371, Proteínas: 15.3g, Carbohidratos: 64.2g, Grasas: 5.8g

11. Pollo con Limón y Romero

Ingredientes:

1 pollo entero, (3 libras)

1 taza de jugo de limón

1 cucharadita de romero seco, molida

2 cucharadas de aceite de oliva

½ cucharadita de sal

¼ cucharadita de pimienta negra, molida

¼ cucharadita de Pimienta cayena

¼ cucharadita de mix de sazón de vegetales

Preparación:

Cortar el pollo en dos mitades, a lo largo de la columna. Poner la carne en un tazón grande. Añadir los ingredientes restantes y dejar marinar por dos horas para que los sabores se mezclen. Usando una cuchara, cubrir el pollo con la marinada frecuentemente.

Mientras tanto, precalentar el grill a fuego medio. Transferir la carne al grill y reservar la marinada. Cocinar por 10 minutos de ambos lados y luego reducir al mínimo. Usando un cepillo de cocina, agregar marinada a la carne y cocinar por 10 minutos más o hasta que esté cocido.

Servir la carne con vegetales al vapor o crema agria.

Información nutricional por porción: Kcal: 55, Proteínas: 6.7g, Carbohidratos: 3.2g, Grasas: 4.7g

12. Omelette de Tomate y Pimientos

Ingredientes:

6 huevos de corral

1 tomate grande, trozado

1 pimiento grande, trozado

1 cucharada de aceite de oliva

1 cebolla pequeña, en cubos

2 onzas de champiñones, por la mitad

½ cucharadita de sal

¼ cucharadita de pimienta negra, molida

2 cucharadas de crema agria

¼ taza de queso cheddar, desmenuzado

Preparación:

Precalentar el aceite en una sartén grande a fuego medio/alto. Agregar la cebolla, champiñones y pimiento. Puede añadir 1-2 cucharadas de agua para obtener una mezcla más jugosa. Saltear por 5-6 minutos y agregar el tomate. Cocinar por 5 minutos más. Dejar a un lado.

Combinar los huevos y crema agria en un tazón. Batir bien para combinar y dejar a un lado.

Precalentar el aceite restante en una sartén antiadherente a fuego medio/alto. Verter los huevos y cocinar por 2 minutos. Ahora añadir los vegetales y queso en la mitad del omelette. Doblar la otra mitad y cocinar por 1-2 minutos, o hasta que los huevos estén cocidos.

Información nutricional por porción: Kcal: 264, Proteínas: 25.7g, Carbohidratos: 8.6g, Grasas: 13.8g

13. Filete Suizo

Ingredientes:

1 libra de filete de carne vacuna

3 cucharadas de harina común

2 cucharadas de aceite de oliva

¼ taza de apio fresco, picado fino

1 zanahoria grande, en cubos

2 tazas de salsa de tomate

1 cucharada de salsa Worcestershire

Preparación:

Precalentar el horno a 400°F.

Poner la carne en un tazón grande y cubrir con harina.

Calentar el aceite en una sartén grande a fuego medio/alto. Cocinar la carne por 5 minutos de ambos lados, o hasta que dore bien. Transferir a una fuente de hornear y reservar la sartén. Agregar todos los otros ingredientes a la sartén y revolver. Cocinar por 3 minutos y remover del fuego.

Verter la mezcla de vegetales sobre la carne y tapar. Reducir el fuego al mínimo y hornear hasta que la carne esté blanda.

Información nutricional por porción: Kcal: 308, Proteínas: 42.2g, Carbohidratos: 9.5g, Grasas: 10.3g

14.   Batido de Durazno

Ingredientes:

½ taza de duraznos congelados, en rodajas

½ taza de yogurt de vainilla

1 taza de banana, en rodajas

¼ taza de jugo de naranja

Preparación:

Combinar todos los ingredientes en una licuadora y pulsar hasta obtener una mezcla espesa y cremosa. Transferir a vasos y refrigerar al menos 15 minutos antes de servir.

Información nutricional por porción: Kcal: 541, Proteínas: 18.1g, Carbohidratos: 120.2g, Grasas: 6.4g

15.   Ensalada de Repollo y Brotes

Ingredientes:

1 taza de repollo colorado, rallado

2 zanahorias medianas, rallado

2 tazas de quínoa, pre cocidos

¼ taza de almendras rostizadas

½ taza de cebollas de verdeo

1 manzana pequeña, rallado

3 cucharadas de aceite de oliva

1 cucharada de vinagre de sidra de manzana

1cucharadita de miel

½ cucharadita de sal

Preparación:

Combinar el aceite, vinagre, miel y sal en un tazón. Revolver bien y dejar reposar por 10 minutos para que se mezclen los sabores.

En un tazón grande, combinar la quínoa cocida, repollo, almendras, zanahoria, manzana y cebolla. Rociar con la marinada y servir.

Información nutricional por porción: Kcal: 221, Proteínas: 5.2g, Carbohidratos: 23.4g, Grasas: 13.5g

16. Pechuga de Pollo con Champiñones y Castañas

Ingredientes:

1 libra de pechugas de pollo, sin piel ni hueso

2 chalotes, picado fino

3 dientes de ajo, aplastado

1 taza de caldo de pollo

1 cucharadita de romero, picado fino

1 cucharadita de maicena

1 cucharada de vinagre balsámico

1 cucharada de aceite de oliva

Para los champiñones:

1 libra de champiñones, por la mitad

1 libra de castañas, pre cocidos

1 cucharada de perejil fresco, picado fino

1 cucharada de aceite de oliva

½ cucharadita de sal

Preparación:

Calentar el aceite en una sartén antiadherente a fuego medio/alto. Agregar los champiñones y cocinar por 5 minutos. Luego añadir las castañas. Revolver constantemente y cocinar 3 minutos más. Remover del fuego y cubrir para mantener caliente.

Calentar el aceite en una sartén grande. Agregar el pollo y sazonar con sal y pimienta a gusto. Cocinar por 3 minutos de cada lado. Reducir el fuego y añadir el ajo, vinagre y chalotes. Agregar ½ taza de caldo de pollo, rociar con romero y hervir.

Reducir el fuego y tapar. Cocinar por 10 minutos o hasta que el pollo esté blando. Remover y transferir a un plato. Cubrir con papel aluminio para mantener caliente.

Agregar el caldo restante a la sartén y cocinar hasta que el líquido se reduzca a 1 taza. Añadir la maicena para espesar la mezcla. Agregar el perejil y hervir. Remover del fuego y verter sobre el pollo.

Servir la carne jugosa con los champiñones y castañas preparados previamente.

Información Nutricional por Porción: Kcal: 238, Proteínas: 21.3g, Carbohidratos: 17.9g, Grasas: 10.4g

17.   Sándwich de Palta

Ingredientes:

½ lb. filetes de pavo, en tiras

2 rodajas de palta, en rodajas finas

½ taza de champiñones, por la mitad

4 hojas de lechuga, enteras

3 cucharadas de aceite de oliva

Preparación:

Cortar la pechuga de pavo en tiras de ½ pulgada de espesor. Calentar el aceite de oliva en una sartén grande a fuego medio/alto. Reducir la temperatura al mínimo y cocinar por 15 minutos.

Remover los filetes de pavo de la sartén y quitar el exceso de aceite con papel de cocina. Transferir a un plato.

Verter el aceite de oliva de la sartén y poner en el fuego nuevamente. Cortar los champiñones por la mitad y agregarlos a la sartén. Cocinar por 3-4 minutos a fuego medio, hasta que el agua evapore. Remover y dejar enfriar.

Usar las rodajas de palta para preparar un delicioso sándwich.

Información nutricional por porción: Kcal: 378, Proteínas: 8.7g, Carbohidratos: 43.2g, Grasas: 20.6g

18.   Huevos con Albahaca

Ingredientes:

2 huevos grandes

1 cucharada de albahaca fresca, picada fina

¼ cucharadita de pimienta negra, molida

Preparación:

Agregar los huevos a una cacerola con agua hirviendo.

Un consejo para preparar los huevos perfectos es añadir 1 cucharada de bicarbonato de sodio al agua. Esto hará que el proceso de pelado sea mucho más simple.

Hervir los huevos por 8 minutos. Colar y poner bajo agua fría por unos minutos. Pelar y cortar en rodajas. Rociar con albahaca picada y servir.

Información nutricional por porción: Kcal: 160, Proteínas: 13.6g, Carbohidratos: 3.8g, Grasas: 9.5g

19. Solomillo de Ternera con Rodajas de Berenjena

Ingredientes:

1 solomillo de ternera, en rodajas finas

1 berenjena mediana, pelada y en cubos

1 cucharadita de aceite de oliva

1 cucharada de albahaca fresca, trozado

¼ cucharadita de pimienta

Preparación:

Lavar y agregar pimienta a la carne.

Precalentar el grill a fuego alto. Grillar la carne en una parrilla por 10 minutos de cada lado. Remover y reservar.

Pelar la berenjena y cortar en rodajas gruesas. Freír por unos minutos en la parrilla. Remover y servir con la carne.

Rociar con albahaca picada.

Información nutricional por porción: Kcal: 416, Proteínas: 32.4g, Carbohidratos: 30.1g, Grasas: 15.3g

20. Omelette de Ananá con Almendras

Ingredientes:

3 rodajas gruesas de ananá, sin piel

2 huevos de corral

½ taza de almendras, molidas

1 cucharada de aceite vegetal

½ cucharadita de sal

Preparación:

Romper los huevos en un tazón y batir bien hasta que estén combinados. Añadir las almendras molidas y mezclar. Sazonar con sal.

Calentar el aceite en una sartén grande a fuego medio. Primero querrá freír el ananá por 2-3 minutos de cada lado, hasta que dore bien. Reducir el fuego al mínimo. Verter la mezcla de huevo a la sartén y freír por unos minutos, revolviendo constantemente. Remover del fuego y servir.

Información nutricional por porción: Kcal: 174, Proteínas: 14.2g, Carbohidratos: 8.5g, Grasas: 10.6g

21.   Ensalada de Frutas

Ingredientes:

1 taza de bayas

½ taza de ananá, en cubos

½ taza de manzana, trozado

5 hojas de menta

1 cucharada de jugo de lima fresco

1 cucharadita de ralladura de lima

¼ taza de agua

1 cucharadita de canela, molida

Preparación:

En una sartén pequeña, combinar ¼ taza de agua, menta, jugo de lima fresco y ralladura de lima. Dejar hervir a fuego medio y cocinar por 2-3 minutos. Remover del fuego y enfriar.

Mientras tanto, en un tazón grande, combinar 1 taza de bayas, ½ taza de cubos de ananá y ½ taza de manzana trozada. Verter la mezcla de lima sobre la ensalada y dejar reposar en la nevera por 20-30 minutos. Remover de la nevera y rociar con 1 cucharadita de canela antes de servir.

Información nutricional por Porción: Kcal: 164, Proteínas: 0.2g, Carbohidratos: 42.5g, Grasas: 0.4g

22.   Rollos de Vainilla

Ingredientes:

1 taza de harina de almendra

2 cucharadas de harina de coco

1 cucharadita de bicarbonato de sodio

2 cucharadita de extracto de vainilla

2 cucharadas de aceite de coco

2 huevos grandes

1/3 taza de ciruelas pasas, picado fino

1/3 taza de almendras, molido

1 cucharadita de canela

Preparación:

Precalentar el horno a 325°F.

Mezclar la harina de almendra, harina de coco, bicarbonato de sodio y extracto de vainilla. Agregar los huevos y aceite de coco. Batir hasta obtener una mezcla suave. Dejar a un lado.

En otro tazón, combinar las ciruelas pasas, almendras molidas y canela. Revolver bien.

Transferir la masa a una fuente de hornear. Estirar a un rectángulo grande y rociar con la mezcla de ciruela. Cortar en 7 piezas iguales y dejar reposar en la nevera por 20 minutos antes de cocinar.

Hornear los rollos por 10 minutos, o hasta que doren.

Servir caliente.

Información nutricional por porción: Kcal: 211, Proteínas: 12.7g, Carbohidratos: 39.6g, Grasas: 14.3g

23.   Berenjena Grillada con Hinojo Picado

Ingredientes:

1 berenjena grande

½ taza de hinojo fresco, trozado

1 cucharada de aceite de oliva

1 cucharadita de perejil fresco, picado fino

Preparación:

Pelar la berenjena y cortar en 3 rodajas iguales. Hornear en una parrilla sin aceite. Esparcir aceite de oliva encima, y rociar con hinojo y perejil.

(Estas berenjenas son buenas frías, por lo que puede dejarlas en la nevera por la noche)

Información nutricional por porción: Kcal: 101, Proteínas: 1.2g, Carbohidratos: 8.2g, Grasas: 9.3g

24.   Batido de Sandía

Ingredientes:

2 tazas de sandía, en cubos

¼ taza de leche, sin grasas

1 cucharada de semillas de chía

1 cucharadita de menta fresca, molida

Preparación:

Combinar todos los ingredientes en una licuadora. Pulsar por 20 segundos y agregar unos cubos de hielo. Mezclar 30 segundos más y transferir a vasos.

Cubrir con menta y servir.

Información nutricional por porción: Kcal: 186, Proteínas: 5.8g, Carbohidratos: 24.2g, Grasas: 9.3g

25.   Sopa de Espárragos Cremosa

Ingredientes:

2 libra de espárragos frescos, trozados

2 cebollas medianas, trozadas

1 taza de apio fresco, en cubos

2 cucharadas de manteca, sin sal

1 cucharada de perejil fresco, picado fino

1 cucharada de leche descremada

4 tazas de caldo de pollo

1 cucharada de queso parmesano, rallado

1 cucharadita de mostaza amarilla

1 cucharada de jugo de limón

1 cucharadita de sal

1 cucharadita de pimienta negra, molida

Preparación:

Derretir la manteca en una olla grande a fuego medio/alto.

Agregar las cebollas y apio y saltear hasta que ablanden y trasluzcan.

Agregar los espárragos, perejil y jugo de limón. Verter el caldo encima y hervir. Reducir el fuego al mínimo y cocinar por 15 minutos. Remover del fuego.

Remover los espárragos de la olla y transferir a una procesadora. Pulsar hasta que esté bien picado y retornar a la olla.

Añadir los otros ingredientes y cocinar por 5 minutos más a fuego medio. Remover del fuego y servir caliente.

Información nutricional por porción: Kcal: 161, Proteínas: 5.3g, Carbohidratos: 18.3g, Grasas: 8.5g

26. Galletas de Canela

Ingredientes:

1 taza de almendras, enteras

½ taza de anacardos

½ taza de harina común

2 cucharadas de miel

1 huevo grande

1 clara de huevo

2 cucharadas de manteca

2 cucharadas de maicena

1 cucharadita de canela

Preparación:

Precalentar el horno a 325°F.

Combinar las almendras y anacardos en una procesadora. Pulsar por 2 minutos y añadir la harina, manteca, canela, maicena, huevo, clara de huevo y miel. Pulsar por otros 2 minutos. Transferir la masa a una superficie limpia y formar las galletas.

Poner papel de hornear sobre una fuente y añadir las galletas encima. Dejar 1 pulgada de espacio entre ellas.

Hornear por 15 minutos, o hasta que doren. Remover del horno y dejar enfriar.

Servir con té verde o negro.

Información nutricional por porción: Kcal: 33, Proteínas: 0.2g, Carbohidratos: 4.2g, Grasas: 0.8g

27.   Filete de Pavo con Nueces

Ingredientes:

3 filetes de pavo

½ taza de nueces

¼ taza de agua

1 cucharada de aceite de oliva

½ cucharadita de sal

Preparación:

Freír los filetes en una parrilla a fuego bajo, por unos 15 minutos, o hasta que ablanden. Remover del fuego y añadir agua y nueces. Mezclar bien y cocinar por otros 5-6 minutos hasta que el agua evapore. Revolver constantemente. Dejar reposar un rato antes de servir.

Información nutricional por porción: Kcal: 82, Proteínas: 13.5g, Carbohidratos: 4.5g, Grasas: 6.7g

28. Omelette de Nuez Moscada

Ingredientes:

3 huevos grandes

1 cebolla mediana, en cubos

2 cucharadas de aceite de oliva

1 cucharadita de nuez moscada

¼ cucharadita de sal

¼ cucharadita de pimienta negra, molida

Preparación:

Pelar y cortar la cebolla en rodajas. Lavar bajo agua fría y colar. Dejar a un lado.

Calentar aceite de oliva en una sartén antiadherente a fuego medio/alto.

En un tazón pequeño, batir los huevos y pimienta. Verter los huevos a la sartén y freír por 3 minutos. Usando una espátula, remover los huevos de la sartén y agregar las cebollas y nuez moscada. Revolver bien y agregar los huevos nuevamente.

Cocinar por unos minutos, hasta que las cebollas doren. Remover del fuego y servir.

Información nutricional por porción: Kcal: 223, Proteínas: 19.2g, Carbohidratos: 10.2g, Grasas: 38.4g

29.   Batido de Banana con Miel

Ingredientes:

1 banana grande

2 clara de huevos

1.5 taza de leche de coco

1 cucharada de miel cruda

1 cucharadita de vainilla molida

Preparación:

Pelar y trozar la banana en cubos pequeños. Combinar con los otros ingredientes en una licuadora y mezclar por 39 segundos. Mantener en la nevera y servir frío.

Información nutricional por porción: Kcal: 248, Proteínas: 13.6g, Carbohidratos: 27.9g, Grasas: 10.1g

30. Waffles de Almendra

Ingredientes:

½ taza de harina de almendra

¼ taza de harina de coco

½ cucharadita de bicarbonato de sodio

½ cucharadita de canela

½ cucharadita de nuez moscada

1 palta mediana, en rodajas

2 huevos grandes

1½ cucharadita de vainilla, molido

1 cucharada de aceite de coco

½ taza de leche de almendra

Preparación:

Precalentar el horno a 300°F.

En un tazón grande, combinar la harina de almendra, harina de coco, bicarbonato de sodio, canela y nuez moscada.

En otro tazón, combinar los huevos, rodajas de palta, aceite de coco y leche de almendra. Verter esta mezcla en una batidora y mezclar bien por 30 segundos. Combinar ambas mezclas usando una batidora eléctrica.

Verter en moldes de magdalenas y hornear por 20 minutos. Remover del horno y dejar enfriar antes de servir.

Información nutricional por porción: Kcal: 75, Proteínas: 4.5g, Carbohidratos: 5.3g, Grasas: 4.1g

31.   Huevos Revueltos con Menta Picada

Ingredientes:

2 huevos grandes

1 cucharada de aceite de oliva

1 cucharada de menta, picado fino

1 taza de tomates cherry, trozado

1 cebolla pequeña, en cubos

¼ cucharadita de pimienta negra, molida

Preparación:

Precalentar el aceite en una sartén grande a fuego medio/alto. Agregar los vegetales trozados y reducir el fuego al mínimo. Cocinar por unos 15 minutos, o hasta que el líquido evapore.

Batir los huevos y agregar la menta picada. Mezclar con los vegetales y cocinar por 5 minutos. Añadir pimienta a gusto antes de servir.

Información nutricional por porción: Kcal: 271, Proteínas: 13.6g, Carbohidratos: 12.6g, Grasas: 24.1g

32. Panqueques de Bayas Mixtas

Ingredientes:

3 huevos grandes

½ taza de harina de coco

½ taza de harina de almendra

1 taza de leche de coco

1 cucharadita de vinagre de manzana

1 cucharadita vainilla, molido

½ cucharadita de bicarbonato de sodio

¼ cucharadita de sal

1 cucharadita de aceite de coco

3 tazas de bayas frescas, mixtas

Preparación:

Combinar la harina de coco, harina de almendra, vainilla, bicarbonato de sodio y sal en un tazón grande. En otro pequeño, mezclar la leche de coco y vinagre de manzana.

Añadir la mezcla de coco, batiendo, hasta obtener una masa suave.

Usando una sartén antiadherente, calentar el aceite de coco a fuego medio. Esparcir la cantidad deseada de masa sobre la sartén. Freír por 2-3 minutos de cada lado.

Cubrir cada panqueque con bayas frescas y 1 cucharada de jarabe de agave.

Información nutricional por porción: Kcal: 173, Proteínas: 8.2g, Carbohidratos: 22.1g, Grasas: 13.2g

33. Hamburguesas sin Gluten

Ingredientes:

2 libras de carne molida

3 huevos grandes

2 cebollas medianas, pelado y en rodajas

2 cucharadita de aceite de coco

½ taza de salsa de tomate fresca

1 cucharadita de pimienta roja, molido

½ cucharadita de pimienta negra molida

Preparación:

Precalentar el horno a 300°F.

Mientras tanto, derretir 2 cucharaditas de aceite de coco a fuego medio en una sartén antiadherente. Agregar las rodajas de cebolla y freír hasta que trasluzcan. Revolver constantemente. Remover de la sartén y dejar a un lado.

En un tazón grande, combinar la carne con los otros ingredientes. Mezclar bien para distribuir. Dividir la mezcla en 5 partes y formar las hamburguesas.

Hornear por 30 minutos, o hasta que la carne esté lista. Remover del horno y servir con lechuga, tomate u otro vegetal de su elección.

Información nutricional por porción: Kcal: 319, Proteínas: 47.4g, Carbohidratos: 12.3g, Grasas: 34.2g

34.   Ensalada Griega de Pimientos

Ingredientes:

½ red cebolla, pelado y en rodajas

½ pepino, en rodajas

½ pimiento, en rodajas

2 cucharadas de yogurt griego

1 cucharada de perejil fresco, picado fino

5 cucharadas de aceite de oliva extra virgen

Pimienta a gusto

Sal a gusto

Preparación:

Combinar el yogurt griego con perejil fresco. Agregar sal y pimienta y mezclar bien.

Cortar los vegetales en rodajas y acomodarlos en una fuente. Añadir una generosa cantidad de aceite de oliva y cubrir con la mezcla de yogurt griego. Servir inmediatamente.

Información nutricional por porción: Kcal: 118, Proteínas: 16g, Carbohidratos: 29g, Grasas: 21g

35. Omelette de Champiñones

Ingredientes:

1 taza de champiñones, en rodajas

2 huevos grandes

1 cucharadita de romero fresco, trozado

¼ cucharadita de orégano seco

1 cucharada de aceite de oliva

Preparación:

Calentar el aceite de oliva en una sartén grande a fuego medio. Agregar los champiñones y cocinar por 3-4 minutos, hasta que el agua evapore. Remover de la sartén.

En un tazón pequeño, batir los huevos, romero y orégano. Verter la mezcla en la sartén y freír por 4 minutos. Cuando los huevos estén listos, poner champiñones en la mitad del omelette. Doblar la otra mitad y freír por 1 minuto más. Transferir a un plato y servir con hojas de lechuga, aunque esto es opcional.

Información nutricional por porción: Kcal: 195, Proteínas: 16g, Carbohidratos: 1.4g, Grasas: 21g

36. Batido de Papaya Y Linaza

Ingredientes:

1 papaya mediana, trozado

1 cucharadita de linaza, molida

1 taza de yogurt natural, sin grasas

½ taza de ananá, trozado

1 cucharadita de extracto de coco

Preparación:

Combinar todos los ingredientes en una procesadora. Pulsar hasta que este suave y transferir a vasos. Añadir hielo molido y servir.

Información nutricional por porción: Kcal: 298, Proteínas: 12.4g, Carbohidratos: 64.5g, Grasas: 1.5g

37. Panqueques de Coco

Ingredientes:

1 taza de harina de coco

1 cucharada de bicarbonato de sodio

2 huevos de corral

1 taza de leche de coco

½ taza de agua

¼ cucharadita de sal marina

¼ cucharadita de canela

1 cucharada de aceite de coco

Preparación:

Combinar los ingredientes secos con leche de coco y agua. Mezclar bien hasta hacer una masa suave. Añadir canela a gusto y freír a fuego medio por 3-4 minutos de cada lado. Estos panqueques son perfectos con frutillas encima.

Información nutricional por porción: Kcal: 371, Proteínas: 35g, Carbohidratos: 41g, Grasas: 23g

38.   Magdalenas de Harina de almendra

Ingredientes:

1 taza de harina de almendra

¼ taza de harina de coco

¼ cucharadita de bicarbonato de sodio

½ taza de leche de coco

2 cucharadas de aceite de coco

2 huevos de corral

½ taza de frambuesas frescas

Preparación:

Precalentar el horno a 300°F.

En un tazón grande, combinar todos los ingredientes secos. En otro tazón, batir la leche de coco, aceite de coco y huevos. Combinar gentilmente ambas mezclas y agregar frambuesas. Esparcir la mezcla en moldes de magdalenas y hornear por 20 minutos.

Información nutricional por porción: Kcal: 120, Proteínas: 3g, Carbohidratos: 18.9g, Grasas: 12g

39. Tostadas de Banana

Ingredientes:

1 taza de harina de almendra

1 cucharadita de bicarbonato de sodio

2 banana grandes, en rodajas

1 taza de Nueces Brasileras, molido

2 cucharadas de aceite de coco

2 huevos grandes

1 cucharadita de extracto de vainilla, sin azúcar

½ cucharadita de canela

Para el relleno:

2 huevos grandes

⅓ taza de leche de coco

1 cucharadita de extracto de vainilla, sin azúcar

¼ cucharadita de canela

1 cucharada de aceite de coco

Preparación:

Precalentar el horno a 350°F.

Usando una batidora eléctrica, combinar las nueces brasileras y aceite de coco hasta obtener una mezcla de manteca suave.

Pelar las bananas y trozarlas. Añadir junto con la mezcla de coco a una procesadora y combinar por 1 minuto.

Combinar la harina de almendra, bicarbonato de sodio, extracto de vainilla y canela en un tazón grande. Añadir, batiendo, los huevos y mezcla de banana, y hacer una masa.

Esparcir la masa en una fuente de hornear pequeña. Poner en el horno y cocinar por 25 minutos, o hasta que dore. Remover y dejar enfriar.

Cortar el pan en rebanadas de 1 pulgada. Dejar a un lado.

En un tazón pequeño, combinar los huevos, leche de coco, extracto de vainilla y canela. Usar una sartén antiadherente grande para calentar 1 cucharada de aceite de coco a fuego medio. Remojar las rebanadas de pan en la mezcla de huevo y freír por 2 minutos de cada lado. Usar papel de cocina para remover el exceso de aceite y servir.

Información nutricional por porción: Kcal: 180, Proteínas: 16g, Carbohidratos: 28g, Grasas: 10g

40.   Batatas Horneadas

Ingredientes:

2 batatas medianas, sin piel y en mitades

1 pechuga de pollo, sin piel ni hueso

3 huevos de corral

1/4 taza de leche entera

1 cucharada de aceite de oliva

Preparación:

Precalentar el horno a 350°F.

Lavar y pelar las batatas. Cortarlas por la mitad y hornear por 50 minutos. Remover del horno y dejar reposar por 10 minutos.

Remover la pulpa y dejar a un lado.

Calentar el aceite de oliva en una sartén mediana. Freír la pechuga de pollo por unos minutos y remover de la sartén. Cortar en trozos pequeños.

En un tazón diferente, batir los huevos y leche. Añadir las partes removidas de la batata y mezclar bien. Combinar esta mezcla con el pollo y rellenar cada batata con la mezcla. Poner en el horno por 15 minutos más.

Remover y dejar reposar.

41.   Batido de Arándanos y Té Verde

Ingredientes:

1 taza de arándanos, congeladas

1 saquito de té verde

½ taza de yogurt de vainilla

1 banana mediana, en rodajas

2 cucharadas de miel

4 cucharadas de agua

Preparación:

Calentar agua en una cacerola pequeña hasta que casi hierva. Remover del fuego y poner el saquito de té verde adentro. Dejar reposar por 3-4 minutos y añadir la miel hasta que derrita.

Combinar los arándanos, yogurt y banana en una procesadora. Agregar el té preparado y pulsar hasta combinar. Si la mezcla es muy espesa, agregar un poco de agua. Transferir a vasos.

Servir frío.

Información nutricional por porción: Kcal: 269, Proteínas: 3.2g, Carbohidratos: 51.5g, Grasas: 2.6g

42.   Pollo con Yogurt Griego

Ingredientes:

1 libra de cuartos traseros de pollo, sin piel ni hueso, trozado

6 onzas de Yogurt griego

2 dientes de ajo, aplastado

1 cucharada de jugo de limón

1 cucharadita de ralladura de limón

1 cucharadita de sal

1 cucharadita de orégano seco, molida

¼ cucharadita de pimienta negra, molida

Preparación:

Combinar el pollo, yogurt griego, ajo, sal y pimienta en una olla de cocción lenta. Añadir agua si está muy espeso. Sellar y cocinar por 6-7 horas. Remover del fuego y dejar reposar 30 minutos.

Transferir a platos y rociar con jugo de limón. Espolvorear orégano, sal y pimienta si es necesario, y cubrir con una pizca de ralladura de limón.

Información nutricional por porción: Kcal: 311, Proteínas: 36g, Carbohidratos: 30g, Grasas: 27.5g

43. Horneado de Cheddar y Brócoli

Ingredientes:

4 tazas de brócoli fresco, trozado

½ taza de red cebolla, picado fino

6 huevos grandes

1 taza de leche descremada

1 taza de Queso cheddar, rallado

2 cucharadas de agua fresca

½ cucharadita de sal

½ cucharadita de pimienta negra, molida

Preparación:

Precalentar el horno a 350°F.

Poner el brócoli y cebolla en una sartén grande a fuego medio/alto. Añadir 2 cucharadas de agua y cocinar por 7-8 minutos, o hasta que ablanden. Remover del fuego y colar el exceso de líquido.

Combinar los huevos, leche y queso en un tazón grande y batir bien para mezclar. Añadir la mezcla de brócoli y una pizca de pimienta negra. Combinar bien.

Tomar una fuente de hornear grande y esparcir la mezcla en ella. Hornear por 30 minutos. Remover del horno y cubrir con queso rallado si lo desea. Dejar reposar un rato y servir.

Información nutricional por porción: Kcal: 298, Proteínas: 36g, Carbohidratos: 42.5g, Grasas: 27g

44. Budín de Arándanos y Uvas

Ingredientes:

8 onzas de arándanos, congeladas

8 onzas de uvas negras frescas

2 huevos grandes

2 cucharadas de almendras, trozado

2 cucharadas de anacardos, trozado

2 cucharadas de miel

1 cucharadita de ralladura de limón

1 cucharada de maicena

1 cucharadita de canela, molida

½ taza de agua

Preparación:

Combinar todos los ingredientes excepto la maicena en una olla grande. Tapar y cocinar por 2 horas a fuego medio.

Mientras tanto, combinar la maicena con 1 cucharada de agua y mezclar bien. Verter la mezcla a la olla y continuar cocinando 45 minutos más. Remover del fuego y dejar enfriar completamente.

Transferir a los tazones y refrigerar por 1 hora. Rociar con canela antes de servir.

Información nutricional por porción: Kcal: 190, Proteínas: 1.9g, Carbohidratos: 17g, Grasas: 6g

45.   Batido de Jengibre

Ingredientes:

½ cucharadita de jengibre fresco, rallado

1 banana grande, en rodajas

6 onzas de yogurt de vainilla

1 cucharada de miel, cruda

Preparación:

Combinar todos los ingredientes en una licuadora. Pulsar hasta que esté combinado y transferir a vasos. Refrigerar por 30 minutos antes de servir.

Información nutricional por porción: Kcal: 157, Proteínas: 4.8g, Carbohidratos: 34.2g, Grasas: 1.3g

46. Hamburguesas de Pollo y Damasco con Mostaza

Ingredientes:

1 libra de pechugas de pollo, rallado

1 cebolla mediana, en rodajas

2 dientes de ajo, molido

3 cucharadas de mostaza amarilla

1 taza de damascos, trozado

1 cucharadita de vinagre de sidra de manzana

½ cucharadita de sal

½ taza de albahaca fresca, trozado

½ cucharadita de pimienta negra, molida

2 panes de hamburguesa, multigranos

Preparación:

Combinar la carne, cebolla, ajo, mostaza, damascos, vinagre, albahaca, sal y pimienta en una olla de cocción lenta. Añadir agua hasta cubrir los ingredientes. Sellar y cocinar por 6 horas. Remover del fuego y dejar reposar.

Formar las hamburguesas usando sus manos y poner en los panes. Usar un palillo de madera para asegurarlas. Puede usar vegetales frescos para más sabor y nutrientes.

Información nutricional por porción: Kcal: 396, Proteínas: 35g, Carbohidratos: 31.6g, Grasas: 19g

47.   Cereal de Desayuno de Quínoa y Pasas de Uva

Ingredientes:

1 taza de quínoa blanca, pre cocida

1 cucharada de pasas de uva

1 cucharada de almendras, trozadas

1 cucharadita de semillas de chía

¼ cucharadita de canela

1 taza de agua

1 cucharada de miel

Preparación:

Combinar la quínoa, pasas de uva, almendras y chía en un tazón. Revolver bien.

Hervir 1 taza de agua y verterla en el tazón. Revolver bien. Tapar y dejar reposar por 10 minutos.

Si el agua se absorbió, añadir miel y revolver de nuevo. Transferir a un tazón y servir.

Información nutricional por porción: Kcal: 211, Proteínas: 6.2g, Carbohidratos: 29.8g, Grasas: 8.1g

48. Batido de Semillas y Frutilla

Ingredientes:

1 cucharada de aceite de linaza, orgánico

1 cucharada de semillas de calabaza

1 taza de congeladas frutillas, sin endulzar

1 taza de leche descremada

Preparación:

Combinar la leche y frutillas en una licuadora. Pulsar por 1 minuto o hasta que esté suave. Transferir a un vaso y añadir semillas.

Refrigerar por 20 minutos antes de servir.

Información nutricional por porción: Kcal: 256, Proteínas: 9.2g, Carbohidratos: 26.7g, Grasas: 14.3g

49. Ensalada Romana

Ingredientes:

6 tazas de Lechuga romana, trozado

2 cucharadas de queso feta, desmenuzado

¼ taza de cerezas secas, trozado

1 cucharada de chalotes, molido

2 cucharadas de aceite de oliva extra virgen

2 cucharadas de vinagre balsámico

1 cucharada de perejil fresco, picado fino

1 cucharada de mostaza Dijon

¼ cucharadita de sal

1 diente de ajo, aplastado

¼ cucharadita de pimienta negra, molida

Preparación:

Combinar el aceite, vinagre, ajo, perejil, chalotes, mostaza, sal y pimienta en un tazón pequeño. Revolver bien para combinar y dejar reposar para que los sabores se mezclen.

Combinar la lechuga, cereza y queso en un tazón. Rociar con el aderezo y revolver.

Servir.

Información nutricional por porción: Kcal: 131, Proteínas: 1.9g, Carbohidratos: 13.7g, Grasas: 8.5g

50. Batido de Frutilla y Miel

Ingredientes:

2 banana grandes

10oz frutillas, por la mitad

2 manzanas verdes pequeñas, sin centro

2 cucharadas miel cruda

2 tazas de leche de coco

Preparación:

Poner los ingredientes en una licuadora y pulsar para combinar. Servir inmediatamente.

Información nutricional por porción: Kcal: 145, Proteínas: 7g, Carbohidratos: 31g, Grasas: 2.1g

51. Ensalada de Frijoles

Ingredientes:

1 huevo entero, hervido

1 taza de lechuga, picado fino

½ taza de frijoles verdes, cocidos

½ taza de frijoles, cocidos

4 tomates cherry, por la mitad

Algunas aceitunas negras, en rodajas

3 cucharadas de aceite de oliva extra virgen

½ cucharadita de sal

1 cucharada de jugo de limón fresco

Preparación:

Primero querrá hervir los huevos. Ponerlos en una olla de agua hirviendo y cocinar por 10 minutos. Colar y poner bajo agua fría. Pelar y cortar en rodajas.

Mientras tanto, combinar los otros ingredientes en un tazón grande. Añadir el aceite de oliva, jugo de limón fresco y sal. Combinar bien. Cubrir con las rodajas de huevo y servir.

Para prevenir que los ingredientes cambien de color, tapar con papel plástico y mantener en la nevera.

Información nutricional por porción: Kcal: 270, Proteínas: 19g, Carbohidratos: 44g, Grasas: 18g

52.   Bayas Salvajes con Nuez Moscada

Ingredientes:

1 taza de bayas frescas mixtas

5-6 frutillas medianas

½ pera, en rodajas

2oz espinaca fresca

¼ jugo de naranja fresco

1 cucharadita de azúcar

¼ cucharadita de nuez moscada

Preparación:

En un tazón pequeño, combinar el jugo de naranja fresco con azúcar y nuez moscada. Mezclar bien con un tenedor.

Lavar la espinaca. Poner en un plato.

Lavar y secar la pera. Cortar en rodajas y poner una capa encima de la espinaca. Cubrir con las bayas mixtas y aderezo de jugo de naranja. Servir frío.

Un gran consejo es dejarla en la nevera por 10 minutos antes de servir.

Información nutricional por porción: Kcal: 136, Proteínas: 0.2g, Carbohidratos: 29g, Grasas: 0.3g

53.   Pechuga de pollo de Primavera

Ingredientes:

½ pieza de pechuga de pollo, sin piel ni hueso

4 hojas de lechuga, lavada

½ pepino, en rodajas

½ red pimiento, en rodajas

Algunas aceitunas negras, sin carozo

3 cucharadas de aceite de oliva

½ cucharadita de sal

½ cucharadita de cúrcuma molida

Preparación:

Lavar y secar la carne usando papel de cocina. Cortar en rodajas de 0,5 pulgada de espesor. Calentar una sartén antiadherente a fuego medio. Añadir los filetes de pollo y freír por 4 minutos de cada lado. Puede agregar más agua si es necesario (2-3 cucharadas serán suficientes). Remover del fuego y dejar a un lado.

Poner las hojas de lechuga en una fuente para servir. Hacer una capa con el pepino y pimientos en rodajas. Agregar las aceitunas y cubrir con el pollo. Sazonar con aceite de oliva, sal y cúrcuma.

Información nutricional por porción: Kcal: 274, Proteínas: 24g, Carbohidratos: 30g, Grasas: 16.5g

54.   Ensalada Cremosa de Maíz Dulce

Ingredientes:

½ taza de lechuga, picado fino

½ tomate maduro, en rodajas

2 cucharadas de maíz dulce

Algunas aceitunas negras, sin carozo

½ taza de Yogurt griego

¼ taza de perejil fresco, picado fino

2 cucharadas de aceite de oliva

½ cucharadita de sal

½ cucharadita de pimienta negra molida

Preparación:

En un tazón pequeño, combinar el yogurt griego con perejil, aceite de oliva, sal y pimienta negra. Mezclar bien con una batidora eléctrica.

Combinar los vegetales y cubrir con la mezcla de yogurt griego. Servir frío.

Información nutricional por porción: Kcal: 123, Proteínas: 16g, Carbohidratos: 41g, Grasas: 17g

55. Pinchos Vegetarianos con Camarones

Ingredientes:

1 tomate pequeño, trozado en pedazos del tamaño de un bocado

¼ pepino, en rodajas

1lb camarones, sin piel

3 aceitunas negras

2 hojas de lechuga, trozado

½ taza de aceite de oliva

¼ taza de jugo de lima fresco

½ cucharadita de sal marina

Preparación:

Batir el aceite de oliva, jugo de lima fresco y sal marina. Poner los ingredientes en esta mezcla y dejar reposar por 30 minutos.

Poner 3 pinchos en una olla grande con agua para remojar. Remover los ingredientes de la marinada y dividirlos en los pinchos. Grillar por 3-4 minutos. Servir inmediatamente.

Información nutricional por porción: Kcal: 123, Proteínas: 16g, Carbohidratos: 41g, Grasas: 17g

56. Batido de Almendra y Espinaca

Ingredientes:

1 taza de espinaca, trozada

¼ de pepino, pelado y en rodajas

1 cucharada de apio, picado fino

1 cucharada de linaza

¼ taza de frutillas, congeladas

1 cucharadita de canela, molida

6 onzas de leche de almendra

Preparación:

Combinar los ingredientes en una licuadora y pulsar por 20-30 segundos.
Servir frío.

Información nutricional por porción: Kcal: 164, Proteínas: 4.3g, Carbohidratos: 31.4g, Grasas: 3.7g

57. Sopa de Lentejas y Pasta

Ingredientes:

4 onzas pechuga de pavo magra, en cubos pequeños

1 cebolla, trozada

2 dientes de ajo, aplastado

2 tallos de apio, trozado

1¾ onzas spaghetti, en piezas pequeñas

14 onzas lata de lentejas marrones, coladas

2 pintas caldo vegetal caliente

2 cucharadas menta fresca picada

Preparación:

Poner el pavo en una sartén grande junto con las cebollas, ajo y apio. Cocinar por 4-5 minutos, revolviendo hasta que la cebolla esté blanda y el pavo empiece a ennegrecer.

Añadir la pasta y cocinar, revolviendo, por 1 minuto.

Agregar las lentejas y caldo y hervir. Bajar el fuego y cocinar por 12-15 minutos, o hasta que la pasta esté blanda.

Remover del fuego y añadir la menta.

Transferir a tazones de sopa y servir inmediatamente.

Información nutricional por porción: Kcal: 225, Proteínas: 13g, Carbohidratos: 27g, Grasas: 8g

JUGOS

1.   Jugo de Arándanos y Albahaca

Ingredientes:

1 taza de arándanos

1 taza de albahaca fresca, en trozos

1 taza de frutillas, en rodajas

1 limón entero, sin piel

1 manzana Granny Smith pequeña, sin centro

Preparación:

Poner los arándanos en un colador y lavar bajo agua fría. Colar y dejar a un lado.

Lavar bien la albahaca y romper con las manos. Dejar a un lado.

Lavar las frutillas y remover las hojas. Cortar en rodajas y rellenar un vaso medidor. Reservar el resto.

Pelar el limón y cortarlo por la mitad. Dejar a un lado.

Lavar la manzana y cortarla por la mitad. Remover el centro y trozar. Dejar a un lado.

Combinar los arándanos, albahaca, frutillas, limón y manzana en una juguera, y pulsar. Transferir a un vaso y añadir algunos cubos de hielo.

Servir inmediatamente.

Información nutricional por porción: Kcal: 193, Proteínas: 4.3g, Carbohidratos: 60.1g, Grasas: 1.6g

2.   Jugo de Tomate y Verdes de Mostaza

Ingredientes:

1 tomate Roma mediano, en trozos

1 taza de verdes de mostaza, en trozos

1 taza de espinaca fresca, en trozos

1 zanahoria grande, en rodajas

1 cucharadita de romero fresco, picado

Preparación:

Lavar el tomate y ponerlo en un tazón. Trozar y reservar el jugo. Dejar a un lado.

Lavar los verdes de mostaza y espinaca bajo agua fría. Colar y romper con las manos. Dejar a un lado.

Lavar y pelar la zanahoria. Cortar en rodajas finas y dejar a un lado.

Combinar el tomate, verdes de mostaza, espinaca, zanahoria y romero en una juguera, y pulsar. Transferir a un vaso y añadir el jugo de tomate. Refrigerar 15 minutos antes de servir.

Información nutricional por porción: Kcal: 74, Proteínas: 9.4g, Carbohidratos: 21.9g, Grasas: 1.5g

3.   Jugo de Berro y Apio

Ingredientes:

2 tazas de berro fresco, en trozos

2 tallos de apio grandes, en trozos

1 taza de pepino, en rodajas

1 lima entera, sin piel

¼ cucharadita de cúrcuma, molida

1 onza de agua

Preparación:

Poner el berro en un colador grande. Lavar bajo agua fría. Romper con las manos y dejar a un lado.

Lavar los tallos de apio y trozar. Dejar a un lado.

Lavar el pepino y cortarlo en rodajas finas. Rellenar un vaso medidor y reservar el resto.

Pelar la lima y cortarla por la mitad. Dejar a un lado.

Combinar el berro, apio, pepino y lima en una juguera. Pulsar, transferir a un vaso, y añadir la cúrcuma y agua.

Refrigerar 10 minutos antes de servir.

Información nutricional por porción: Kcal: 35, Proteínas: 2.9g, Carbohidratos: 10.3g, Grasas: 0.4g

4.   Jugo de Naranja y Zanahoria

Ingredientes:

1 naranja grande, sin piel

1 zanahoria pequeña, en rodajas

1 banana pequeña, en rodajas

2 ciruelas enteras, en trozos

Preparación:

Pelar la naranja y dividirla en gajos. Cortar cada gajo por la mitad y dejar a un lado.

Lavar y pelar la zanahoria. Cortar en rodajas finas y dejar a un lado.

Pelar la banana y trozarla. Dejar a un lado.

Lavar las ciruelas y cortarlas por la mitad. Remover los carozos y trozar. Dejar a un lado.

Combinar la naranja, zanahoria, banana y ciruelas en una juguera, y pulsar. Transferir a un vaso y añadir hielo antes de servir.

Información nutricional por porción: Kcal: 214, Proteínas: 4.2g, Carbohidratos: 64.5g, Grasas: 1.1g

5. Jugo de Pomelo y Remolacha

Ingredientes:

1 pomelo entero, sin piel

1 remolacha entera, en trozos

1 calabacín pequeño, en trozos

1 taza de albahaca fresca, en trozos

1 cucharada de miel líquida

Preparación:

Pelar el pomelo y dividirlo en gajos. Cortar cada gajo por la mitad y dejar a un lado.

Lavar y recortar la remolacha. Pelar y trozar. Dejar a un lado.

Pelar el calabacín y trozar. Dejar a un lado.

Lavar la albahaca bajo agua fría. Colar y trozar. Dejar a un lado.

Combinar el pomelo, remolacha, calabacín y albahaca en una juguera, y pulsar. Transferir a un vaso y añadir la miel.

Agregar hielo picado antes de servir.

Información nutricional por porción: Kcal: 192, Proteínas: 5.4g, Carbohidratos: 38.4g, Grasas: 1.1g

6.   Jugo de Brócoli y Col Rizada

Ingredientes:

2 tazas de brócoli, en trozos

2 tazas de col rizada, en trozos

2 varas de espárragos medianas, recortadas

1 taza de menta fresca, en trozos

1 limón entero, sin piel

1 nudo de jengibre pequeño, sin piel

Preparación:

Recortar las hojas externas del brócoli. Lavarlo y trozar. Dejar a un lado.

Lavar la col rizada bajo agua fría. Colar y romper con las manos. Dejar a un lado.

Lavar los espárragos y recortar las puntas. Trozar y dejar a un lado.

Lavar la menta y trozarla. Puede remojarla en agua por 5 minutos, pero es opcional. Dejar a un lado.

Pelar el nudo de jengibre y dejar a un lado.

Pelar el limón y cortarlo por la mitad. Dejar a un lado.

Combinar el brócoli, col rizada, espárragos, menta, jengibre y limón en una juguera. Pulsar, transferir a un vaso y refrigerar 15 minutos antes de servir.

Información nutricional por porción: Kcal: 118, Proteínas: 13.3g, Carbohidratos: 35.3g, Grasas: 2.4g

7. Jugo de Arándanos Agrios y Kiwi

Ingredientes:

1 taza de arándanos agrios, en trozos

1 kiwi entero, sin piel

1 manzana Granny Smith pequeña, sin centro

1 naranja pequeña, sin piel

¼ cucharadita de canela, molida

Preparación:

Lavar los arándanos agrios y ponerlos en un tazón. Trozar y dejar a un lado.

Pelar el kiwi y trozarlo. Dejar a un lado.

Lavar la manzana y cortarla por la mitad. Remover el centro y trozar. Dejar a un lado.

Pelar la naranja y dividirla en gajos. Cortar cada gajo por la mitad y dejar a un lado.

Combinar los arándanos agrios, kiwi, manzana y naranja en una juguera. Pulsar.

Transferir a un vaso y añadir la canela. Agregar hielo picado y servir inmediatamente.

Información nutricional por porción: Kcal: 183, Proteínas: 3.1g, Carbohidratos: 58.5g, Grasas: 0.9g

8. Jugo de Sandía y Guayaba

Ingredientes:

1 taza de sandía, en trozos

1 guayaba entera, en trozos

1 taza de semillas de granada

1 taza de pepino, en rodajas

1 cucharada de miel líquida

Preparación:

Cortar la sandía por la mitad. Para una taza, necesitará un gajo grande. Pelarlo y trozarlo. Remover las semillas y dejar a un lado. Reservar el resto para otros jugos.

Pelar la guayaba y trozarla. Dejar a un lado.

Cortar la granada y bajar hacia cada membrana blanca. Remover las semillas a un vaso medidor y dejar a un lado.

Lavar el pepino y cortarlo en rodajas finas. Rellenar el vaso medidor y reservar el resto en la nevera. Dejar a un lado.

Combinar la sandía, guayaba, granada y pepino en una juguera, y pulsar. Transferir a un vaso y añadir la miel.

Agregar hielo y servir inmediatamente.

Información nutricional por porción: Kcal: 134, Proteínas: 4.1g, Carbohidratos: 37.5g, Grasas: 1.8g

9. Jugo de Cereza y Mango

Ingredientes:

1 taza de cerezas orgánicas, sin carozo

1 taza de mango, en trozos

1 taza de espinaca fresca, en trozos

1 taza de verdes de mostaza, en trozos

Preparación:

Lavar las cerezas y remover las ramas. Cortarlas por la mitad y remover los carozos. Rellenar un vaso medidor y reservar el resto.

Pelar el mango y trozarlo. Rellenar el vaso medidor y reservar el resto.

Combinar la espinaca y verdes de mostaza en un colador grande. Lavar bajo agua fría. Colar y trozar. Dejar a un lado.

Combinar las cerezas, mango, espinaca y verdes de mostaza en una juguera, y pulsar. Transferir a un vaso y refrigerar 10 minutos antes de servir.

Información nutricional por porción: Kcal: 209, Proteínas: 10.6g, Carbohidratos: 59.6g, Grasas: 2.1g

10.   Jugo de Calabacín y Limón

Ingredientes:

1 calabacín pequeño, en trozos

1 limón entero, sin piel

1 zanahoria mediana, en rodajas

1 taza de uvas verdes

1 cucharada de miel líquida

Preparación:

Lavar el calabacín y trozarlo. Dejar a un lado.

Pelar el limón y cortarlo por la mitad. Dejar a un lado.

Lavar la zanahoria y pelarla. Cortar en rodajas finas y dejar a un lado.

Lavar las uvas y rellenar un vaso medidor. Dejar a un lado.

Combinar el calabacín, limón, zanahoria y uvas en una juguera, y pulsar. Transferir a un vaso y añadir la miel.

Refrigerar 15 minutos antes de servir.

Información nutricional por porción: Kcal: 163, Proteínas: 3.2g, Carbohidratos: 37.7g, Grasas: 1.1g

11.   Jugo de Alcachofa y Albahaca

Ingredientes:

1 alcachofa mediana, en trozos

1 taza de albahaca fresca, en trozos

1 taza de batatas, en cubos

1 manzana verde pequeña, sin centro

Preparación:

Recortar las capas externas de la alcachofa. Lavar y trozar. Dejar a un lado.

Lavar la albahaca bajo agua fría. Colar y trozar. Dejar a un lado.

Pelar las batatas y cortar en cubos pequeños. Rellenar un vaso medidor y reservar el resto. Dejar a un lado.

Lavar la manzana y cortarla por la mitad. Remover el centro y trozar. Dejar a un lado.

Combinar la alcachofa, albahaca, batatas y manzana en una juguera. Pulsar y transferir a un vaso.

Añadir la cúrcuma y servir inmediatamente.

Información nutricional por porción: Kcal: 202, Proteínas: 7.6g, Carbohidratos: 60.4g, Grasas: 0.7g

12. Jugo de Pimiento y Brócoli

Ingredientes:

1 pimiento rojo grande, en trozos

1 taza de brócoli, en trozos

1 taza de Brotes de Bruselas, por la mitad

1 taza de Lechuga romana, rallada

1 taza de Acelga, en trozos

Preparación:

Lavar el pimiento y cortarlo por la mitad. Remover las semillas y trozar. Dejar a un lado.

Lavar el brócoli y remover las hojas externas. Trozar y rellenar el vaso medidor. Reservar el resto. Dejar a un lado.

Lavar los brotes de Bruselas y recortar las capas marchitas. Cortarlos por la mitad y dejar a un lado.

Combinar la lechuga y acelga en un colador. Lavar bajo agua fría, romper con las manos y dejar a un lado.

Combinar el pimiento, brócoli, brotes de Bruselas, lechuga y acelga en una juguera, y pulsar. Transferir a un vaso y refrigerar 10-15 minutos antes de servir.

Puede añadir cúrcuma para más sabor. Sin embargo, es opcional.

Información nutricional por porción: Kcal: 92, Proteínas: 8.4g, Carbohidratos: 26.7g, Grasas: 1.3g

13. Jugo de Coliflor y Palta

Ingredientes:

5 floretes de coliflor, en trozos

1 taza de palta, en cubos

1 lima entera, sin piel

1 puerro entero, en trozos

Preparación:

Lavar los floretes de coliflor y trozar. Dejar a un lado.

Pelar la palta y cortarla por la mitad. Remover el carozo y cortar en cubos pequeños. Rellenar un vaso medidor y reservar el resto en la nevera. Dejar a un lado.

Pelar la lima y cortarla por la mitad. Dejar a un lado.

Lavar el puerro y trozar. Dejar a un lado.

Combinar el coliflor, palta, lima y puerro en una juguera, y pulsar. Transferir a un vaso y refrigerar 10 minutos antes de servir.

Información nutricional por porción: Kcal: 268, Proteínas: 5.7g, Carbohidratos: 32.4g, Grasas: 22.5g

14. Jugo de Col Rizada y Pepino

Ingredientes:

2 tazas de col rizada fresca, en trozos

1 taza de pepino, en rodajas

1 pimiento verde mediano, en trozos

1 taza de berro, en trozos

1 taza de perejil fresco, en trozos

1 onza de agua

Preparación:

Lavar la col bajo agua fría. Trozar y dejar a un lado.

Lavar el pepino y cortarlo en rodajas finas. Rellenar un vaso medidor y reservar el resto. Dejar a un lado.

Lavar el pimiento y cortarlo por la mitad. Remover las semillas y trozar. Dejar a un lado.

Combinar el berro y perejil en un colador. Lavar bajo agua fría y romper con las manos. Dejar a un lado.

Combinar la col rizada, pepino, pimiento, berro y perejil en una juguera, y pulsar. Transferir a un vaso y añadir el agua. Agregar hielo antes de servir.

Información nutricional por porción: Kcal: 86, Proteínas: 9.6g, Carbohidratos: 23.4g, Grasas: 2g

15. Jugo de Frutilla y Limón

Ingredientes:

10 frutillas grandes, en trozos

1 limón entero, sin piel

1 taza de frambuesas

1 manzana verde pequeña, sin centro

¼ cucharadita de canela, molida

Preparación:

Lavar las frutillas y remover las hojas. Trozar y dejar a un lado.

Pelar el limón y cortarlo por la mitad. Dejar a un lado.

Lavar las frambuesas usando un colador. Colar y dejar a un lado.

Lavar la manzana y cortarla por la mitad. Remover el centro y trozar. Dejar a un lado.

Combinar las frutillas, limón, frambuesas y manzana en una juguera, y pulsar. Transferir a un vaso y añadir la canela.

Agregar hielo y servir inmediatamente.

Información nutricional por porción: Kcal: 151, Proteínas: 3.9g, Carbohidratos: 53.5g, Grasas: 3.9g

16.   Jugo de Moras y Remolacha

Ingredientes:

1 taza de moras frescas

1 taza de remolachas, recortadas

1 lima entera, sin piel

1 naranja mediana, sin piel

Preparación:

Lavar las moras bajo agua fría. Colar y dejar a un lado.

Lavar las remolachas y recortar las partes verdes. Pelar y cortar en rodajas finas. Rellenar el vaso medidor y reservar el resto. Reservar las partes verdes.

Pelar la lima y cortarla por la mitad. Dejar a un lado.

Pelar la naranja y dividirla en gajos. Cortar cada gajo por la mitad y dejar a un lado.

Combinar las moras, remolachas, lima y naranja en una juguera, y pulsar. Transferir a un vaso y añadir hielo picado.

Información nutricional por porción: Kcal: 135, Proteínas: 5.6g, Carbohidratos: 45.9g, Grasas: 1.1g

17. Jugo de Calabaza y Repollo

Ingredientes:

1 taza de zapallo calabaza, en trozos

1 taza de repollo morado, en trozos

1 zanahoria grande, en rodajas

1 taza de hojas de albahaca fresca, en trozos

1 onza de agua

Preparación:

Pelar la calabaza y cortarla por la mitad. Remover las semillas y cortar un gajo grande. Trozar y rellenar un vaso medidor. Envolver el resto y reservar en la nevera.

Lavar el repollo y trozar. Rellenar un vaso medidor y dejar a un lado.

Lavar y pelar la zanahoria. Cortar en rodajas finas y dejar a un lado.

Lavar las hojas de albahaca bajo agua fría. Trozar y dejar a un lado.

Combinar la calabaza, repollo, zanahoria y albahaca en una juguera, y pulsar. Transferir a un vaso y añadir el agua. Puede agregar una pizca de sal o pimienta roja si lo desea.

Servir inmediatamente.

Información nutricional por porción: Kcal: 98, Proteínas: 4.1g, Carbohidratos: 30.5g, Grasas: 0.6g

18.   Jugo de Tomate y Perejil

Ingredientes:

1 taza de tomates cherry, por la mitad

1 taza de perejil fresco, en trozos

1 taza de pepino, en rodajas

1 pimiento rojo grande, en trozos

1 rodaja de cebolla

¼ cucharadita de sal

Preparación:

Lavar los tomates cherry y remover las hojas. Cortar cada tomate por la mitad y dejar a un lado.

Lavar el perejil y romper con las manos. Dejar a un lado.

Lavar el pepino y cortarlo en rodajas finas. Rellenar un vaso medidor y reservar el resto. Dejar a un lado.

Lavar el pimiento y cortarlo por la mitad. Remover las semillas y trozar. Dejar a un lado.

Remojar la rodaja de cebolla en agua con sal por 5 minutos para reducir la amargura.

Combinar los tomates, perejil, pepino, pimiento y cebolla en una juguera, y pulsar. Transferir a un vaso y añadir la sal.

Información nutricional por porción: Kcal: 73, Proteínas: 4.6g, Carbohidratos: 20.2g, Grasas: 1.2g

19.   Jugo de Damasco y Cereza

Ingredientes:

2 damascos enteros, sin carozo

1 taza de cerezas, sin carozo

1 limón entero, sin piel

1 taza de menta fresca, en trozos

1 manzana roja pequeña, sin centro

Preparación:

Lavar los damascos y cortarlos por la mitad. Remover los carozos y trozar. Dejar a un lado.

Lavar las cerezas usando un colador. Cortarlas por la mitad y remover los carozos. Dejar a un lado.

Pelar el limón y cortarlo por la mitad. Dejar a un lado.

Lavar la menta y colar. Trozar y dejar a un lado.

Lavar la manzana y cortarla por la mitad. Remover el centro y trozar. Dejar a un lado.

Combinar los damascos, cerezas, limón, menta y manzana en una juguera, y pulsar. Transferir a un vaso y añadir algunos cubos de hielo antes de servir.

Información nutricional por porción: Kcal: 195, Proteínas: 4.5g, Carbohidratos: 59.1g, Grasas: 1.1g

20. Jugo de Batata y Manzana

Ingredientes:

1 taza de batatas, en cubos

1 manzana Granny Smith pequeña, sin centro

1 taza de verdes de remolacha, en trozos

1 taza de verdes de mostaza, en trozos

1 pimiento amarillo grande, en trozos

Preparación:

Pelar la batata y cortar en cubos pequeños. Rellenar un vaso medidor y reservar el resto.

Lavar la manzana y cortarla por la mitad. Remover el centro y trozar. Dejar a un lado.

Combinar los verdes de remolacha y verdes de mostaza en un colador. Lavar bajo agua fría y colar. Trozar y dejar a un lado.

Lavar el pimiento y cortarlo por la mitad. Remover las semillas y trozar. Dejar a un lado.

Combinar las batatas, manzana, verdes de remolacha, verdes de mostaza y pimiento en una juguera, y pulsar. Transferir a un vaso y servir inmediatamente.

Información nutricional por porción: Kcal: 219, Proteínas: 7.1g, Carbohidratos: 62.4g, Grasas: 1.1g

21.   Jugo de Arándanos y Guayaba

Ingredientes:

1 taza de arándanos

1 guayaba entera, en trozos

1 naranja grande, sin piel

1 taza de menta fresca, en trozos

1 nudo de jengibre pequeño

1 onza de agua de coco

Preparación:

Lavar los arándanos usando un colador. Dejar a un lado.

Pelar la guayaba y trozar. Dejar a un lado.

Pelar la naranja y dividirla en gajos. Cortar cada gajo por la mitad y dejar a un lado.

Lavar la menta y colar. Dejar a un lado.

Combinar los arándanos, guayaba, naranja, menta y jengibre en una juguera, y pulsar. Transferir a un vaso y añadir el agua de coco.

Información nutricional por porción: Kcal: 178, Proteínas: 5.3g, Carbohidratos: 55.7g, Grasas: 1.5g

22.   Jugo de Palta y Mango

Ingredientes:

1 taza de palta, en cubos

1 taza de mango, en trozos

1 zanahoria mediana, en rodajas

1 taza de pepino, en rodajas

1 lima entera, sin piel

Preparación:

Pelar la palta y cortarla por la mitad. Remover el carozo y trozar. Rellenar el vaso medidor y reservar el resto. Dejar a un lado.

Pelar el mango y trozar. Rellenar un vaso medidor y reservar el resto en la nevera. Dejar a un lado.

Lavar y pelar la zanahoria. Cortar en rodajas finas y dejar a un lado.

Lavar el pepino y cortarlo en rodajas finas. Rellenar un vaso medidor y reservar el resto.

Pelar la lima y cortarla por la mitad. Dejar a un lado.

Combinar la palta, mango, zanahoria, pepino y lima en una juguera, y pulsar.

Transferir a un vaso y servir inmediatamente.

Información nutricional por porción: Kcal: 324, Proteínas: 5.4g, Carbohidratos: 48.9g, Grasas: 22.8g

23. Jugo de Ananá y Apio

Ingredientes:

1 taza de ananá, en trozos

1 tallo de apio grande, en trozos

1 kiwi entero, sin piel

1 durazno pequeño, en trozos

1 onza de agua de coco

Preparación:

Cortar la parte superior del ananá y pelarlo. Trozar y rellenar un vaso medidor. Reservar el resto en la nevera.

Lavar el apio y trozar. Dejar a un lado.

Pelar el kiwi y cortarlo por la mitad. Dejar a un lado.

Lavar el durazno y cortarlo por la mitad. Remover el carozo y trozar. Dejar a un lado.

Combinar el ananá, apio, kiwi y durazno en una juguera, y pulsar. Transferir a un vaso y añadir el agua de coco.

Agregar hielo picado y servir inmediatamente.

Información nutricional por porción: Kcal: 156, Proteínas: 3.3g, Carbohidratos: 46.1g, Grasas: 0.9g

24.   Jugo de Manzana y Canela

Ingredientes:

1 manzana Granny Smith mediana, sin centro

¼ cucharadita de canela, molida

1 taza de pepino, en rodajas

1 taza de menta fresca, en trozos

1 onza de agua

Preparación:

Lavar la manzana y cortarla por la mitad. Remover el centro y trozar. Dejar a un lado.

Lavar el pepino y cortarlo en rodajas finas. Rellenar un vaso medidor y reservar el resto. Dejar a un lado.

Lavar la menta bajo agua fría. Colar y trozar. Dejar a un lado.

Combinar la manzana, pepino, menta y canela en una juguera. Pulsar, transferir a un vaso y añadir el agua.

Agregar hielo y servir.

Información nutricional por porción: Kcal: 95, Proteínas: 2.1g, Carbohidratos: 28.4g, Grasas: 0.6g

25. Jugo de Mango y Cantalupo

Ingredientes:

1 taza de mango, en trozos

1 gajo mediano de cantalupo

2 cerezas enteras, sin carozo

2 frutillas medianas, en trozos

1 onza de agua de coco

Preparación:

Pelar el mango y trozar. Rellenar un vaso medidor y reservar el resto en la nevera. Dejar a un lado.

Cortar el cantalupo por la mitad. Remover las semillas y cortar un gajo. Pelarlo y trozar. Reservar el resto en la nevera.

Lavar las cerezas y cortarlas por la mitad. Remover los carozos y dejar a un lado.

Lavar las frutillas y remover las hojas. Trozar y dejar a un lado.

Combinar el mango, cantalupo, cerezas y frutillas en una juguera, y pulsar. Transferir a un vaso y añadir el agua de coco.

Agregar algunos cubos de hielo y servir inmediatamente.

Información nutricional por porción: Kcal: 124, Proteínas: 2.3g, Carbohidratos: 34.8g, Grasas: 0.8g

26.   Jugo de Limón y Pomelo

Ingredientes:

1 limón entero, sin piel

1 pomelo entero, en gajos

1 naranja sangre mediana, sin piel

1 banana mediana, en trozos

¼ cucharadita de jengibre, molido

Preparación:

Pelar el limón y cortarlo por la mitad. Dejar a un lado.

Pelar el pomelo y naranja. Dividir en gajos y cortar cada gajo por la mitad. Dejar a un lado.

Pelar la banana y trozar. Dejar a un lado.

Combinar el limón, pomelo, naranja y banana en una juguera. Pulsar, transferir a un vaso y añadir el jengibre.

Refrigerar 10 minutos antes de servir.

Información nutricional por porción: Kcal: 241, Proteínas: 5.1g, Carbohidratos: 73.9g, Grasas: 1.1g

27.   Jugo de Pimiento y Apio

Ingredientes:

1 pimiento rojo grande, en trozos

1 tallo de apio mediano, en trozos

1 taza de guisantes verdes

1 taza de espinaca fresca, en trozos

¼ cucharadita de sal

¼ cucharadita de pimienta roja, molida

Preparación:

Lavar el pimiento y cortarlo por la mitad. Remover las semillas y trozar. Dejar a un lado.

Lavar el tallo de apio y trozarlo. Dejar a un lado.

Lavar los guisantes verdes usando un colador. Ponerlos en un tazón y remojar en agua por 30 minutos.

Lavar la espinaca y colar. Romper con las manos y dejar a un lado.

Combinar el pimiento, apio, guisantes y espinaca en una juguera, y pulsar. Transferir a un vaso y añadir la sal y pimienta.

Servir inmediatamente.

Información nutricional por porción: Kcal: 160, Proteínas: 16.9g, Carbohidratos: 40.8g, Grasas: 2.1g

28.   Jugo de Albahaca y Lima

Ingredientes:

2 tazas de albahaca fresca, en trozos

1 lima entera, sin piel

1 taza de verdes de mostaza, en trozos

1 taza de verdes de remolacha, en trozos

1 pepino entero, en rodajas

Preparación:

Combinar la albahaca, verdes de mostaza y verdes de remolacha en un colador grande. Lavar bajo agua fría, trozar y remojar en agua tibia por 10 minutos.

Pelar la lima y cortarla por la mitad. Dejar a un lado.

Lavar el pepino y cortar en rodajas finas. Dejar a un lado.

Combinar la albahaca, lima, verdes de mostaza, verdes de remolacha y pepino en una juguera, y pulsar. Transferir a un vaso y refrigerar 20 minutos antes de servir.

Información nutricional por porción: Kcal: 67, Proteínas: 6.1g, Carbohidratos: 20.1g, Grasas: 0.9g

29.   Jugo de Verdes de Ensalada y Palta

Ingredientes:

2 tazas de verdes de ensalada, en trozos

1 taza de palta, en cubos

1 taza de remolachas, en trozos

1 taza de berro, en trozos

¼ cucharadita de vinagre balsámico

¼ cucharadita de sal

Preparación:

Lavar los verdes de ensalada bajo agua fría. Ponerlos en un tazón y añadir 2 tazas de agua hirviendo. Dejar remojar 10 minutos. Colar y dejar a un lado.

Pelar la palta y cortarla por la mitad. Remover el carozo y cortar en cubos pequeños. Rellenar un vaso medidor y reservar el resto en la nevera. Dejar a un lado.

Lavar las remolachas y recortar las partes verdes. Pelar y trozar. Dejar a un lado.

Lavar el berro y romper con las manos. Dejar a un lado.

Combinar los verdes de ensalada, palta, remolachas y berro en una juguera. Pulsar y transferir a un vaso. Añadir el vinagre y sal para más sabor.

Refrigerar 10 minutos antes de servir.

Información nutricional por porción: Kcal: 258, Proteínas: 8.2g, Carbohidratos: 30.2g, Grasas: 22.7g

30.   Jugo de Espárragos y Limón

Ingredientes:

2 tazas de espárragos, en trozos

1 limón entero, sin piel

1 taza de pepino, en rodajas

1 taza de perejil fresco, en trozos

Preparación:

Lavar los espárragos y recortar las puntas. Trozar y dejar a un lado.

Pelar el limón y cortarlo por la mitad. Dejar a un lado.

Lavar el pepino y cortarlo en rodajas finas. Rellenar un vaso medidor y reservar el resto.

Lavar el perejil bajo agua fría y colar. Romper con las manos y dejar a un lado.

Combinar los espárragos, limón, pepino y perejil en una juguera, y pulsar. Transferir a un vaso y refrigerar 15 minutos antes de servir.

Información nutricional por porción: Kcal: 64, Proteínas: 8,6g, Carbohidratos: 21.5g, Grasas: 1.1g

31.   Jugo de Vainilla y Moras

Ingredientes:

1 taza de moras

¼ cucharadita de extracto de vainilla

1 taza de semillas de granada

5 frutillas grandes, en trozos

1 banana grande, sin piel

Preparación:

Poner las moras en un colador y lavar bajo agua fría. Sacudir para colar y dejar a un lado.

Cortar la granada y bajar hacia cada membrana blanca. Remover las semillas a un vaso medidor y dejar a un lado.

Lavar las frutillas y remover las hojas. Trozar y dejar a un lado.

Pelar la banana y trozarla. Dejar a un lado.

Combinar las moras, granada, frutillas, banana y extracto de vainilla en una juguera, y pulsar.

Transferir a un vaso y añadir hielo picado.

Servir inmediatamente.

Información nutricional por porción: Kcal: 249, Proteínas: 7.5g, Carbohidratos: 81.9g, Grasas: 3.2g

32. Jugo de Palta y Menta

Ingredientes:

1 taza de palta, en trozos

1 taza de menta fresca, en trozos

2 kiwis enteros, sin piel

3 ciruelas enteras, en trozos

1 onza de agua

Preparación:

Pelar la palta y cortarla por la mitad. Remover el carozo y trozar. Rellenar un vaso medidor y reservar el resto en la nevera. Dejar a un lado.

Lavar la menta bajo agua fría. Trozar y dejar a un lado.

Lavar los kiwis y cortarlos por la mitad. Dejar a un lado.

Lavar las ciruelas y cortarlas por la mitad. Remover los carozos y trozar. Dejar a un lado.

Combinar la palta, menta, kiwis y ciruelas en una juguera, y pulsar. Transferir a un vaso y añadir el agua.

Refrigerar 10 minutos antes de servir.

Información nutricional por porción: Kcal: 356, Proteínas: 6.9g, Carbohidratos: 59.4g, Grasas: 23.5g

33.   Jugo de Espinaca e Hinojo

Ingredientes:

1 taza de espinaca fresca, en trozos

1 taza de hinojo, en rodajas

1 tallo de apio mediano, en trozos

1 alcachofa mediana, en trozos

Preparación:

Lavar la espinaca bajo agua fría. Colar y romper con las manos. Dejar a un lado.

Lavar el bulbo de hinojo y recortar las capas marchitas. Trozar y rellenar un vaso medidor. Reservar el resto.

Lavar el tallo de apio y trozar. Dejar a un lado.

Recortar las capas externas de la alcachofa. Lavar y trozar. Dejar a un lado.

Combinar la espinaca, hinojo, apio y alcachofa en una juguera, y pulsar. Transferir a un vaso y refrigerar 10 minutos antes de servir. Puede añadir sal.

Información nutricional por porción: Kcal: 80, Proteínas: 11.5g, Carbohidratos: 28.6g, Grasas: 1.3g

34.   Jugo de Papaya y Mango

Ingredientes:

1 taza de papaya, en trozos

1 taza de mango, en trozos

1 damasco entero, en trozos

1 nudo de jengibre pequeño, sin piel

2 onzas de agua de coco

Preparación:

Pelar la papaya y trozarla. Rellenar un vaso medidor y reservar el resto en la nevera. Dejar a un lado.

Pelar el mango y trozar. Rellenar un vaso medidor y reservar el resto. Dejar a un lado.

Lavar el damasco y cortarlo por la mitad. Remover el carozo y trozar. Dejar a un lado.

Pelar el nudo de jengibre y dejar a un lado.

Combinar la papaya, mango, damasco y jengibre en una juguera, y pulsar. Transferir a un vaso y añadir el agua de coco.

Agregar hielo picado.

Información nutricional por porción: Kcal: 160, Proteínas: 1.2g, Carbohidratos: 45.3g, Grasas: 1.2g

35.   Jugo de Ananá y Naranja

Ingredientes:

1 taza de trozos de ananá

1 naranja pequeña, sin piel

1 taza de moras

1 durazno pequeño, sin carozo

¼ cucharadita de extracto de vainilla

Preparación:

Cortar la parte superior del ananá y pelar. Trozar y rellenar un vaso medidor. Reservar el resto en la nevera.

Pelar la naranja y dividir en gajos. Dejar a un lado.

Poner las moras en un colador y lavar bajo agua fría. Dejar a un lado.

Lavar el durazno y cortarlo por la mitad. Remover el carozo y trozar. Dejar a un lado.

Combinar el ananá, naranja, moras y durazno en una juguera, y pulsar.

Transferir a un vaso y añadir el extracto de vainilla. Agregar algunos cubos de hielo y servir inmediatamente.

Información nutricional por porción: Kcal: 184, Proteínas: 5g, Carbohidratos: 59.2g, Grasas: 1.3g

36. Jugo de Zanahoria y Calabacín

Ingredientes:

1 zanahoria grande, en rodajas

1 calabacín pequeño, en trozos

1 manzana verde pequeña, sin centro

1 limón entero, sin piel

¼ cucharadita de jengibre, molido

Preparación:

Lavar y pelar la zanahoria. Cortar en rodajas finas y dejar a un lado.

Pelar el calabacín y cortar en rodajas finas. Dejar a un lado.

Lavar la manzana y cortarla por la mitad. Remover el centro y trozar. Dejar a un lado.

Pelar el limón y cortarlo por la mitad. Dejar a un lado.

Combinar la zanahoria, calabacín, manzana y limón en una juguera. Pulsar, transferir a un vaso y añadir el jengibre.

Agregar hielo y servir.

Información nutricional por porción: Kcal: 116, Proteínas: 3.4g, Carbohidratos: 35.6g, Grasas: 0.9g

37. Jugo de Mango y Albahaca

Ingredientes:

1 mango entero, en trozos

1 taza de albahaca, en trozos

4 frutillas medianas, en trozos

1 kiwi entero, sin piel

Preparación:

Pelar el mango y trozar. Dejar a un lado.

Lavar la albahaca bajo agua fría y colar. Romper con las manos y dejar a un lado.

Lavar las frutillas y remover las hojas. Trozar y dejar a un lado.

Pelar el kiwi y cortarlo por la mitad. Dejar a un lado.

Combinar el mango, albahaca, frutillas y kiwi en una juguera, y pulsar. Transferir a un vaso y añadir hielo antes de servir.

Información nutricional por porción: Kcal: 230, Proteínas: 4.6g, Carbohidratos: 64.7g, Grasas: 1.9g

38.   Jugo de Manzana y Té Verde

Ingredientes:

1 manzana Granny Smith mediana, sin centro

1 taza de menta fresca, en trozos

1 limón entero, sin piel

1 tallo de apio mediano

1 cucharadita de té verde

1 cucharada de miel líquida

Preparación:

Lavar la manzana y cortarla por la mitad. Remover el centro y trozar. Dejar a un lado.

Lavar la menta bajo agua fría. Romper con las manos y dejar a un lado.

Pelar el limón y cortarlo por la mitad. Cortar en cuartos y dejar a un lado.

Poner el té verde en un tazón pequeño. Añadir 2 cucharadas de agua caliente y dejar reposar por 5 minutos.

Lavar el tallo de apio y trozarlo. Dejar a un lado.

Combinar la manzana, menta, limón, apio y té verde en una juguera, y pulsar. Transferir a un vaso y añadir la miel.

Refrigerar 20 minutos antes de servir.

Información nutricional por porción: Kcal: 163, Proteínas: 2.6g, Carbohidratos: 43.1g, Grasas: 0.8g

39.   Jugo de Arándanos Agrios y Naranja

Ingredientes:

1 taza de arándanos agrios

1 naranja grande, sin piel

1 kiwi entero, sin piel

2 ciruelas enteras, sin carozo

¼ cucharadita de canela, molida

Preparación:

Poner los arándanos agrios en un colador. Lavar bajo agua fría y colar. Dejar a un lado.

Pelar la naranja y dividirla en gajos. Cortar cada gajo por la mitad y dejar a un lado.

Pelar el kiwi y cortarlo por la mitad. Dejar a un lado.

Lavar las ciruelas y cortarlas por la mitad. Remover los carozos y trozar. Dejar a un lado.

Combinar los arándanos agrios, naranja, kiwi y ciruelas en una juguera, y pulsar. Transferir a un vaso y añadir la canela

Agregar hielo y servir inmediatamente.

Información nutricional por porción: Kcal: 182, Proteínas: 3.8g, Carbohidratos: 59.1g, Grasas: 1.1g

40.   Jugo de Pimiento y Col Rizada

Ingredientes:

1 pimiento rojo mediano, en trozos

1 taza de col rizada fresca, en trozos

1 taza de espinaca fresca, en trozos

1 rábano grande, en rodajas

1 taza de pepino, en rodajas

1 onza de agua

Preparación:

Lavar el pimiento y cortarlo por la mitad. Remover las semillas y trozar. Dejar a un lado.

Combinar la col rizada y espinaca en un colador. Lavar bajo agua fría y colar. Romper con las manos y dejar a un lado.

Lavar el rábano y recortar las partes verdes. Cortar en rodajas finas y dejar a un lado.

Lavar el pepino y cortarlo en rodajas finas. Rellenar un vaso medidor y reservar el resto.

Combinar el pimiento, col rizada, espinaca, rábano y pepino en una juguera, y pulsar.

Transferir a un vaso y añadir el agua. Refrigerar 10 minutos antes de servir.

Información nutricional por porción: Kcal: 86, Proteínas: 10.5g, Carbohidratos: 22.8g, Grasas: 1.9g

41. Jugo de Durazno y Ananá

Ingredientes:

1 durazno mediano, en trozos

1 taza de ananá, en trozos

1 calabacín pequeño, en trozos pequeños

¼ cucharadita de jengibre, molido

2 cucharada de agua de coco

Preparación:

Lavar el durazno y cortarlo por la mitad. Remover el carozo y trozar. Dejar a un lado.

Cortar la parte superior del ananá. Pelarlo y cortar en rodajas finas. Rellenar un vaso medidor y reservar el resto.

Lavar el calabacín y trozarlo. Dejar a un lado.

Combinar el durazno, ananá y calabacín en una juguera, y pulsar. Transferir a un vaso y añadir el jengibre y agua de coco.

Refrigerar 10 minutos antes de servir.

Información nutricional por porción: Kcal: 141, Proteínas: 3.7g, Carbohidratos: 41.6g, Grasas: 0.9g

42.   Jugo de Mango y Frutilla

Ingredientes:

1 taza de mango, en trozos

½ taza de frutillas, en trozos pequeños

1 manzana pequeña, sin centro

2 cerezas enteras, sin carozo

1 cucharadita de menta seca, molida

Preparación:

Pelar el mango y trozar. Dejar a un lado.

Lavar las frutillas y remover el centro. Trozar y dejar a un lado.

Lavar la manzana y cortarla por la mitad. Remover el centro y trozar. Dejar a un lado.

Lavar las cerezas y cortarlas por la mitad. Remover los carozos y dejar a un lado.

Poner la menta en un tazón pequeño y añadir 2 cucharadas de agua caliente. Dejar remojar por 5 minutos.

Combinar el mango, frutillas, manzana, cerezas y menta en una juguera, y pulsar. Transferir a un vaso y refrigerar 15 minutos antes de servir.

Información nutricional por porción: Kcal: 185, Proteínas: 2.8g, Carbohidratos: 53.8g, Grasas: 1.1g

43.   Jugo de Granada y Remolacha

Ingredientes:

2 tazas de semillas de granada

1 taza de remolachas, en rodajas

1 taza de berro, en trozos

1 taza de albahaca fresca, en trozos

¼ cucharadita de jengibre, molido

Preparación:

Para dos tazas de semillas de granada, necesitará 2 granadas medianas. Cortar la parte superior y bajar hacia cada membrana blanca. Remover las semillas a un vaso medidor y dejar a un lado.

Lavar las remolachas y recortar las puntas verdes. Trozar y rellenar un vaso medidor. Reservar el resto.

Combinar el berro y albahaca en un colador. Lavar bajo agua fría, colar y trozar. Dejar a un lado.

Combinar las semillas de granada, remolachas, berro y albahaca en una juguera, y pulsar. Transferir a un vaso y añadir el jengibre.

Refrigerar 10 minutos antes de servir.

Información nutricional por porción: Kcal: 166, Proteínas: 6.6g, Carbohidratos: 46.6g, Grasas: 2.5g

44. Jugo de Melón y Chirivías

Ingredientes:

1 gajo grande de melón dulce

1 taza de chirivías, en rodajas

1 zanahoria mediana, en rodajas

1 taza de pepino, en rodajas

¼ cucharadita de jengibre, molido

Preparación:

Cortar un gajo grande de melón y pelarlo. Remover las semillas y trozar. Reservar el resto en la nevera.

Lavar y pelar las chirivías. Cortarlas en rodajas finas y rellenar un vaso medidor. Reservar el resto. Dejar a un lado.

Lavar y pelar la zanahoria. Cortar en rodajas finas y dejar a un lado.

Lavar el pepino y cortarlo en rodajas finas. Rellenar un vaso medidor y reservar el resto.

Combinar el melón, chirivías, zanahoria y pepino en una juguera, y pulsar. Transferir a un vaso y añadir el jengibre. Refrigerar 10 minutos antes de servir.

Información nutricional por porción: Kcal: 152, Proteínas: 3.4g, Carbohidratos: 46.2g, Grasas: 0.9g

OTROS TITULOS DE ESTE AUTOR

70 Recetas De Comidas Efectivas Para Prevenir Y Resolver Sus Problemas De Sobrepeso: Queme Calorías Rápido Usando Dietas Apropiadas y Nutrición Inteligente

Por

Joe Correa CSN

48 Recetas De Comidas Para Eliminar El Acné: ¡El Camino Rápido y Natural Para Reparar Sus Problemas de Acné En 10 Días O Menos!

Por

Joe Correa CSN

41 Recetas De Comidas Para Prevenir el Alzheimer: ¡Reduzca El Riesgo de Contraer La Enfermedad de Alzheimer De Forma Natural!

Por

Joe Correa CSN

70 Recetas De Comidas Efectivas Para El Cáncer De Mama: Prevenga Y Combata El Cáncer De Mama Con una Nutrición Inteligente y Alimentos Poderosos

Por

Joe Correa CSN

www.ingramcontent.com/pod-product-compliance
Lightning Source LLC
Chambersburg PA
CBHW030245030426
42336CB00009B/258